MÉMOIRE

SUR L'ANATOMIE DES TUMEURS ÉRECTILES,

PAR M. LE DOCTEUR CHARLES ROBIN,

Professeur agrégé à la Faculté de médecine, etc.

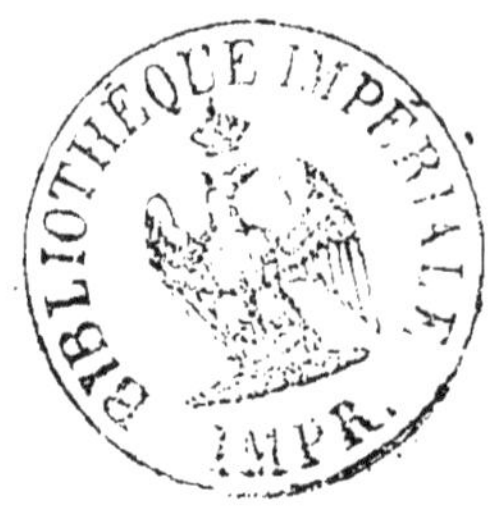

PRÉLIMINAIRES.

Lorsque, dans l'état actuel de l'anatomie et de la physiologie, nous employons l'expression *tissu érectile*, nous savons d'une manière précise quelle est la disposition anatomique, toujours la même, qui s'y rattache. Nous savons qu'il s'agit d'un tissu présentant une trame aréolaire formée de faisceaux de tissu cellulaire, accompagnés de fibres élastiques et de fibres musculaires de la vie organique. Et quelles que soient les variétés qu'il peut offrir dans les corps caverneux, le gland, le bulbe de l'urètre, celui du vestibule, la même disposition fondamentale se retrouve partout; comme, quelles que soient les différences d'aspect du tissu cellulaire ou du tissu musculaire, vers les sphincters et dans les membres, ou d'un animal à l'autre, partout la même structure fondamentale se retrouve, avec des modifications, mais au fond très-secondaires

Nous savons aussi d'une manière précise, lorsque nous employons l'expression *tissu érectile*, quel est, au point de vue physiologique, l'ordre d'idées que nous devons poursuivre pour voir la propriété d'*érectilité* se manifester, ou, au contraire, cesser d'être en jeu.

Lorsque, d'autre part, dans l'état actuel de l'anatomie et de la physiologie pathologiques, nous employons les mots tumeurs *fibreuses*, *lipomateuses* ou *adipeuses*, *glandulaires hypertrophiques*, *fibro-plastiques*, *épidermiques* ou *épithéliales*, etc., nous savons très-nettement qu'il s'agit de productions morbides nettement caractérisées par les éléments du tissu cellulaire, de l'adipeux, du glandulaire, d'éléments fibro-plastiques, de ceux de l'épiderme; éléments qui ont augmenté de nombre outre mesure dans telles ou telles conditions, en présentant, selon la nature de celles-ci, telle ou telle modification de leur arrangement réciproque ou texture normale, avec ou sans augmentation de volume. Nous savons même déjà quelles sont les modifications survenues dans les propriétés du tissu. Nous savons également, pour le tubercule et le cancer, qu'il s'agit de la production d'éléments anatomiques qui n'existaient pas dans l'état normal (corpuscules du tubercule et cellules cancéreuses), et nous savons aussi quelles sont les modifications qu'ils ont entraînées dans les tissus au sein desquels ils se sont produits.

L'expression *tumeur érectile* est inexacte, en ce qu'elle fait croire à tort à la production accidentelle d'un tissu anatomiquement analogue à celui du tissu érectile et jouissant de propriétés physiologiques analogues aussi. L'examen anatomique des tumeurs susceptibles de s'*ériger* dans quelques circonstances pour revenir ensuite sur elles-mêmes, montre en effet qu'elles n'ont rien de la structure du tissu érectile normal.

Si, d'autre part, on tient à rapprocher les unes des autres toutes ces tumeurs, parce qu'elles deviennent turgescentes lorsqu'on les place dans une situation déclive: lorsqu'on vient à comprimer les veines qui en rapportent le sang, parce que celles de la tête se gonflent durant la congestion céphalique amenée par la colère, la honte, la douleur, etc., l'anatomie viendra montrer que les tumeurs de nature très-diverse sont dans ce cas. La physiologie montrera également qu'il n'y a rien d'uniforme dans ces causes de turgescence, qui puisse être comparé à ce que présente d'uniforme et de constant le mécanisme de l'érection dès qu'on se reporte à l'examen du tissu érectile de la verge et de la vulve, ainsi que des vaisseaux qui s'y jettent.

Ces faits étant précisés, et l'esprit étant prévenu contre la confusion qu'entraîne une expression ingénieuse et séduisante, mais en désaccord avec les faits, passons à l'examen anatomo-pathologique des tumeurs qui ont pour caractère physiologique commun de se gonfler dans certaines circonstances qui sont très-diverses.

DIVISION DU SUJET.

Anatomiquement, on distingue très-nettement quatre espèces de tumeurs sanguines susceptibles de devenir turgescentes, dont j'ai vu quelques exemples de chacune. J'y joindrai aussi une cinquième espèce formée par les vaisseaux lymphatiques, tumeurs qui sont susceptibles aussi de se gonfler, de présenter une sorte d'érection.

Ce sont : 1° les tumeurs (dites érectiles) formées par dilatation des troncs artériels;

2° Les tumeurs formées par dilatation générale, avec dilatation d'espace en espace des vaisseaux capillaires, qui ont pour type les *nævi materni* vasculaires, quel que soit leur volume;

3° Les tumeurs formées par dilatation des veines, dilatation généralement irrégulière : tels sont les hémorrhoïdes, le cirsocèle, le varicocèle, etc., tumeurs analogues anatomiquement, et dont les symptômes ou phénomènes qu'elles produisent ne varient qu'en raison du siége qu'elles occupent;

4° Les tumeurs formées par rupture des artères ou des veines, présentant des cavités plus ou moins grandes, limitées par des lames de tissu cellulaire ou par celles du tissu spongieux des os, avec ou sans caillots dans les plus grandes cavités.

Reprenons actuellement la description anatomique des variétés qui viennent d'être indiquées.

I. — TUMEURS CIRSOÏDES ARTÉRIELLES.

Dans le premier groupe se rangent les tumeurs dites *anévrismes cirsoïdes*, bien étudiées dans ces derniers temps. Il faut en rapprocher certaines tumeurs qu'on observe particulièrement à la tempe ou dans le reste du cuir chevelu, et qui sont formées par dilatation des artères devenues flexueuses, à parois plus épaisses, et qui semblent être plus nombreuses qu'à l'état normal, sans qu'il y ait pourtant autre chose qu'augmentation de volume des artérioles qui sont devenues visibles à l'œil nu.

Le siége et le volume des artères affectées sont les seules particularités qui distinguent ces tumeurs des anévrismes cirsoïdes; mais l'altération des artères est la même, ainsi qu'il résulte pour moi de l'examen d'une tumeur de ce genre siégeant à la tempe droite et occupant une surface de la largeur du quart environ de la paume de la main. Il n'y avait pas de coloration de la peau, comme dans les *nævi materni*. Cette membrane était seulement amincie.

Les artères très-flexueuses devaient pendant la vie présenter des sortes de pelotons vermiformes et rénitents ; mais je ne l'ai pu voir que sur le cadavre. Elles avaient un volume variant entre celui d'une plume d'oie et quelques dixièmes de millimètre. Il y avait à la fois augmentation de calibre et d'épaisseur des parois. L'augmentation d'épaisseur portait sur la tunique jaune élastique, qui était plus rouge et plus molle qu'elle n'est habituellement dans la temporale. On remarquait une certaine quantité de granulations graisseuses dans l'épaisseur de cette tunique. La tunique externe ou celluleuse, très-développée, était également évidemment épaissie, très-adhérente au tissu cellulaire ambiant. Celui-ci était peu abondant, et formait comme de minces cloisons entre les artères dilatées et flexueuses ; on y trouvait des fibres de tissu cellulaire, des fibres élastiques minces, ramifiées, presque sans anastomoses, ainsi que des éléments fibro-plastiques (noyaux et fibres fusiformes).

Ce sont les tumeurs de ce genre qui sont désignées par divers auteurs sous les noms de *fongus hématode artériel*, *tumeurs fongueuses sanguines artérielles acquises* (par opposition aux *nævi materni*), *tumeurs variqueuses artérielles*. Je crois inutile de combattre les expressions de *fongus hématode*, ou de *tumeurs fongueuses sanguines* : ce sont des termes trop vagues pour être employés autrement que comme épithète, si on ne veut les rejeter tout à fait ; mais ils s'appliquent a des productions de nature trop diverse pour qu'ils puissent jamais être employés comme termes *génériques*, et encore moins comme devant *désigner des espèces* d'un même genre de produits morbides.

II. — NÆVI VASCULAIRES.

Les *nævi materni* ou *tumeurs fongueuses sanguines artérielles*, ou *érectiles congénitales* des auteurs, comprennent aussi les *tumeurs fongueuses sanguines mixtes ou à la fois veineuses et artérielles commençant par les capillaires ;* plusieurs auteurs admettent que celles-ci sont différentes des autres *nævi materni ;* mais c'est là une pure hypothèse que n'a pas vérifiée l'observation.

Ces diverses tumeurs offrent la structure suivante :

Les vaisseaux malades sont les capillaires du derme, surtout les capillaires à deux tuniques ou a deux ordres de noyaux, ainsi que ceux plus gros qu'on peut commencer à voir à l'œil nu. Ce n'est que lorsque la tumeur ne reste pas stationnaire et s'étend en volume et en épaisseur que les artérioles et veines aboutissantes se dilatent, mais régulièrement, comme elles le font près de toute tumeur quelconque. Elles concourent alors à la production de l'hémorrhagie fournie par la tumeur ulcérée ou incisée, mais ce sont les capillaires dilatés et surtout privés de leur contractilité normale qui laissent suinter le sang comme d'une éponge qu'on exprime.

Dans les *nævi* et les tumeurs qu'ils forment en augmentant de volume, on constate facilement au microscope une dilatation des capillaires, avec amincissement de leur paroi propre; le sang y stationne ou coule plus lentement qu'ailleurs, car toujours ces capillaires sont remplis de globules après la mort ou après l'ablation, ce qui est même un obstacle qui rend leur examen difficile. J'ai vu souvent, mais non toujours, ces parois parsemées de petites granulations jaunâtres, graisseuses, généralement isolées.

Un deuxième fait qui frappe encore, ce sont les fréquentes circonvolutions que présentent ces capillaires, soit qu'on observe ceux de deuxième ordre ou ceux de troisième ordre, c'est-à-dire déjà percevables à l'œil nu, mais ne pouvant pourtant être bien étudiés qu'au microscope. Ces circonvolutions sont toujours pleines de globules sanguins.

Enfin le fait le plus frappant est caractérisé par des dilatations locales, qu'on observe d'espace en espace sur beaucoup de capillaires. J'ai figuré les cas les plus tranchés, mais qui ne sont pas rares.

Un de mes dessins représente les dilatations telles qu'on les voit sur les *nævi* qui ne sont pas à l'état de tumeur, mais détachés seulement. Ce sont, soit des dilatations circulaires, soit des dilatations latérales; elles peuvent aller jusqu'au double du diamètre du capillaire, déjà plus large lui-même qu'à l'état normal. Au niveau des circonvolutions, la dilatation peut dépasser quelquefois de moitié celle qui a été figurée ici.

Dans une tumeur du bras ayant eu pour point de départ un *nævus*, les dilatations offraient de véritables culs-de-sac latéraux, et s'abouchaient même par un orifice rétréci dans le capillaire. On pouvait, par des pressions alternatives sur les bords opposés de la lamelle de verre, faire passer les globules sanguins du capillaire dans le cul-de-sac latéral et *vice versâ*. Je n'ai jamais rencontré cette disposition dans les *nævi* à l'état de taches seulement.

Il est à noter que jamais je n'ai vu les vaisseaux des papilles malades, et celles-ci conservent leur disposition normale à la surface du *nævus;* c'est tout au plus si elles offrent une légère augmentation de volume à peine notable (1).

III. — TUMEURS DITES ÉRECTILES VEINEUSES, FONGUEUSES SANGUINES, VEINEUSES OU VARIQUEUSES.

Dans les tumeurs dont il s'agit, ce ne sont plus les capillaires sanguins qui ne sont ni artères ni veines, qui sont malades; ce sont :

a. Ou bien les grosses veines, et alors les tumeurs formées par les vaisseaux malades et susceptibles de se gonfler ou de se vider suivant telles ou telles conditions, s'appellent généralement des varices;

b. Ou bien ce sont les petites veines déjà visibles à l'œil nu, mais faisant suite aux capillaires proprement dits, qui ont éprouvé une altération analogue à celle que présentent les précédentes; elles donnent ainsi naissance à une tumeur dont la disposition extérieure est différente, en raison de la dissemblance de distribution des grosses et des petites veines, dont les symptômes varient nécessairement selon le siége du mal.

Exemples :

a. Les varices sont réellement des tumeurs caractérisées par des dilatations vasculaires, et susceptibles de se gonfler ou de s'*ériger* au même titre que toute autre tumeur dite *érectile*, mais seulement quand il y a obstacle au retour du sang vers le cœur, tandis que pour celles qui ont les artères pour siége, le gonflement ou *érection* a lieu dans des conditions inverses.

La description-anatomo-pathologique des parois vasculaires ma-

---

(1) Depuis la rédaction de ce travail, M. le docteur A. Laboulbène a publié une seconde dissertation sur les *nævi*, qui renferme une histoire complète de ces productions congénitales ou accidentelles. J.-J.-A. Laboulbène, SUR LE NÆVUS EN GÉNÉRAL, ET SUR UNE MODIFICATION PARTICULIÈRE ET NON DÉCRITE OBSERVÉE DANS UN NÆVUS DE LA PAUPIÈRE SUPÉRIEURE. Thèse. Paris, 1854, in-4°, 1 pl.

lades est toute d'anatomie descriptive ; elle est faite dans les livres, je ne la ferai donc pas ici. Des quatre tuniques qui existent dans les veines, les plus hypertrophiées sont la troisième ou à *fibres circulaires* et l'*adventice* ou à tissu cellulaire; ce sont les éléments du tissu cellulaire qui ont augmenté de quantité et non ceux du tissu élastique, ni les fibres musculaires de la vie organique; je dis augmenté, car en même temps qu'elles se dilatent, les parois des veines variqueuses conservent leur épaisseur ou augmentent. La tunique à fibres longitudinales augmente d'épaisseur.

b. Des veines du scrotum devenues variqueuses (dilatées, présentant çà et là des replis, des flexuosités, des bosselures ou dilatations latérales pleines de sang et quelquefois des caillots fibrineux) aux veines hémorrhoïdales qui présentent les mêmes particularités, il n'y a que la différence de siége et de distribution anatomique. Il faut noter que dans les hémorrhoïdes le tissu interposé aux veines est du tissu cellulaire accompagné d'une certaine quantité d'éléments fibro-plastiques et de fibres élastiques peu abondantes.

Les dilatations veineuses latérales ou médianes, du volume d'un grain de chènevis à celui d'un pois, ne sont pas rares. Il est commun de les trouver pleines d'un caillot ancien très-noir à la surface et plus ou moins coloré au centre. Quelquefois ce caillot est incrusté de calcaire et forme une véritable phlébolithe. Les veines dilatées, flexueuses, bosselées, qui normalement formaient un réseau à mailles serrées de petits capillaires, constituent un réseau de vaisseaux plus ou moins gros, car en se dilatant les vaisseaux ont conservé leurs anastomoses.

J'ai observé que le réseau superficiel des hémorrhoïdes ou muqueux, qui donne lieu aux hémorragies, est formé de capillaires qui, bien que quelquefois variqueux (à la manière des plus petits capillaires visibles à l'œil nu à la conjonctive, renflés en petites varicosités), n'offrent point la disposition décrite plus haut. Ils ne participent pas à la constitution du produit morbide persistant ou *tumeur hémorrhoïdale;* ce sont les vaisseaux sous-muqueux qui ne sont point des capillaires proprement dits, c'est-à-dire ni artères ni veines, qui sont l'origine de l'hémorrhoïde.

Quant aux tumeurs *fongueuses*, *sanguines*, *veineuses*, des auteurs et dites par eux être constituées par l'agglomération des radicules ou des origines capillaires des veines, elles sont formées par dilatation des petites veines de diverses régions. Elles sont plus rares que les autres; on les a vues dans la peau et quelques muqueuses commencer par une tache violette. J'en ai vu une à la lèvre et une autre sous le péritoine, dans la fosse iliaque gauche. L'une et l'autre étaient constituées par des veines dilatées devenues grosses la plupart comme une plume de corbeau, et toutes bosselées çà et là en chapelet.

On voyait de la manière la plus évidente de petites veines sous-péritonéales d'un quart de millimètre de diamètre être la continuation et non des subdivisions de veines moniliformes du volume d'une plume de corbeau, ou de 1 millimètre de diamètre et au-dessous. Le reste du tissu de ces tumeurs, grosses toutes deux comme une petite noisette, était une petite quantité de tissu cellulaire interposé aux veines. Cette tumeur était restée pleine de sang noir après la mort; çà et là, dans les bosselures, se voyaient des caillots noirs en partie décolorés qui étaient certainement anciens, au moins ceux qui étaient décolorés.

IV. — TUMEURS DITES ÉRECTILES FORMÉES PAR EXTRAVASATION DU SANG HORS DES VAISSEAUX ROMPUS.

La dernière espèce de tumeurs vasculaires susceptibles de se gonfler lorsque la circulation est modifiée ou interceptée momentanément, est des plus remarquables, et sa véritable nature n'a pas été signalée encore.

Ce sont des tumeurs caractérisées par une communication accidentelle (et de cause difficile à déterminer, quelquefois une forte contusion, ou inconnue) d'un ou plusieurs vaisseaux volumineux avec plusieurs cavités irrégulières que le sang se creuse aussitôt, se fraye entre les faisceaux lamelleux ou non, du tissu où siége le mal.

La première de ces tumeurs que j'ai vue et injectée, et qui m'a montré quelle est leur nature, siégeait dans l'ovaire; elle avait le volume d'une tête d'enfant; une portion était cancéreuse, et l'autre moitié séparée du cancer par du tissu cellulaire était formée par une série de cavités irrégulières, les unes à peine visibles à l'œil nu, les autres aplaties ou polyédriques pouvant loger un petit œuf, et toutes communiquant ensemble. Les plus grandes contenaient presque toutes des couches de fibrine anciennement coagulées et en partie décolorées. L'injection de la veine ovarique remplit la tumeur par plusieurs subdivisions de la veine, et fit doubler de volume la *portion érectile* du produit morbide, au delà duquel l'injection passa dans les veines du ligament large et de l'utérus, ainsi que du reste de l'ovaire. Cette tumeur, qui présentait plusieurs autres particularités, a été figurée, et le dessin fait partie de l'atlas anatomo-pathologique en voie d'édition de M. Lebert. L'injection par les artères vint encore augmenter le volume de la tumeur, en sorte qu'il y avait là mélange pathologique des deux sangs.

Je suis resté convaincu, d'après ce fait et la disposition des artérioles rompues s'ouvrant dans les aréoles limitées par des cloisons de tissu cellulaire, que les *anévrismes par érosion* ou *anévrismes de Pott* sont des tumeurs de ce groupe ayant pour origine les artères lésées. Une tumeur avec battements de la tête du tibia, et grosse comme une tête de fœtus, m'a montré la même disposition, avec cette particularité que les cavités irrégulières communiquant ensemble étaient limitées par des lamelles osseuses ou des portions de tissu spongieux, à peine tapissées par un reste de substance médullaire, la plupart en partie remplie de caillots anciens disposés par couche. L'examen de cette tumeur m'a convaincu de l'identité de ces tumeurs dites *anévrismes des os*, *tumeurs sanguines de nature douteuse ou fongueuses sanguines des os*, avec celle dont je viens de parler existant dans l'ovaire; seulement tantôt elles ont les artères pour point de départ, tantôt les veines, et alors manquent de battements.

Ce sont ces dernières qui offrent des caillots mous au milieu desquels on trouve plus ou moins de la trame osseuse accompagnée par des vaisseaux souvent encore assez gros. Quant aux autres particularités de ces tumeurs, elles tiennent à la nature spéciale du tissu malade; leur description anatomo-pathologique est faite dans la plupart de nos traités.

Mais ce qu'il fallait signaler, c'est ce fait essentiel qu'il s'agit là d'une affection caractérisée par communication de vaisseaux artériels ou veineux avec les interstices normaux, ou accidentellement produits d'un tissu, qui vont s'agrandissant à mesure que le sang presse; que ces interstices ne sont point une dilatation des vaisseaux ni des sinus accidentels tapissés par une tunique vasculaire; que le sang qui y circule est hors de ses voies naturelles quelconques. Et si le sang ne se coagule pas tout à mesure qu'il y arrive, c'est que dans l'économie au contact de nos tissus (sauf les cas de cachexie), la fibrine, comme on sait, peut rester longtemps liquide sans se coaguler. Enfin, ces notions étant précisées, on voit qu'il est impossible de ramener à l'état normal un tissu ainsi lésé par les moyens curatifs connus; et que l'amputation seule peut débarrasser l'économie de cette production morbide.

Dans les tumeurs de ce genre, le tissu cellulaire qui forme les cloisons séparant les aréoles est hypertrophié. Les faisceaux adhèrent plus fortement les uns avec les autres qu'à l'état normal; ils renferment aussi un plus grand nombre d'éléments fibro-plastiques, surtout des fibres fusiformes. Une certaine quantité de matière amorphe naissante est interposée à ces éléments, et recouvre quelquefois la surface des cloisons qui est immédiatement en contact avec le sang. Cette substance est toujours parsemée de granulations moléculaires souvent graisseuses et de quelques-uns des globules dits *granuleux de l'inflammation*. Il y a donc hypertrophie des lamelles de tissu cellulaire que le sang a écartées les unes des autres par augmentation du nombre de leurs éléments propres et production de matière amorphe, etc.

Les gros vaisseaux ne sont pas seuls susceptibles de devenir le point de départ de tumeurs de cet ordre par leur rupture ou leur érosion au milieu d'un tissu qui offre les conditions favorables à l'infiltration du sang entre ces faisceaux avec possibilité de retour. Au milieu d'une portion du *muscle vaste interne* de la cuisse que j'avais enlevée pour faire une démonstration anatomique, le hasard m'a fait rencontrer une tumeur du volume d'une cerise, d'un rouge noirâtre de sang veineux, écartant les fibres musculaires sans les englober, non enkystée, mais à contours bien distincts de ceux du tissu voisin. La coupe de la tumeur a un aspect charnu rougeâtre, de consistance spongieuse, et la pression en fait suinter le sang d'une manière uniforme à toute la surface en petites gouttes se réunissant aussitôt en nappe, tellement elles sont rapprochées les unes des autres.

Un fragment examiné à un grossissement de 150 diamètres montre un tissu aréolaire à mailles ou cavités arrondies, communiquant avec celles qui les avoisinent, et larges de 1 à 3 dixièmes de millimètre. Les faisceaux ou lamelles qui les circonscrivent sont aplatis ou arrondis, à peu près de même largeur que les espaces aréolaires qu'ils limitent, sont unis entre eux par des subdivisions de même diamètre que les faisceaux eux-mêmes, et c'est ainsi qu'ils circonscrivent les espaces pleins de sang, plus ou moins comparables aux cavités ou canaux des éponges.

Les bords de ces faisceaux sont pâles et transparents; leur tissu est strié et finement granuleux. Il a l'air fibroïde, mais la dilacération y montre plus de fibres de tissu cellulaire que de matière amorphe, et pas ou presque pas de fibres élastiques flexueuses. Ces fibres de tissu cellulaire sont un tissu de nouvelle production, du moins en partie, car elles ne sont pas aussi nettement isolables, aussi régulièrement onduleuses que celles du tissu intermusculaire voisin, bien qu'il soit assez facile de dilacérer les faisceaux de la tumeur (1).

On y trouve, en outre, beaucoup d'éléments fibro-plastiques fusiformes très-allongés. Il importe de noter que les bords de ces faisceaux en contact avec le sang des cavités qu'ils circonscrivent ne sont pas très-nettement limités, c'est-à-dire ne sont pas tapissés d'une membrane ni partout recouverts par la matière amorphe granuleuse qui en fait partie; car on voit des éléments fibro-plastiques fusiformes, dont une portion fait saillie et flotte dans la cavité des aréoles avant qu'on ait exécuté aucune dilacération.

Aucune artère un peu volumineuse n'arrivait à la tumeur; elle ne recevait que des artérioles du tissu musculaire. Elle adhérait à un grand nombre de petites veines, dont les plus grosses avaient le volume d'une plume de corbeau, et qui toutes avaient l'aspect variqueux. Elles se perdaient dans le muscle auquel elles appartenaient. Plusieurs contenaient des caillots anciens, noirs, encore mous. On pouvait en pressant la tumeur faire refluer du sang de celle-ci dans ces veines sans qu'il fût possible de voir si les aréoles du tissu morbide communiquaient directement par des trous avec ces veines ou avec quelques branches d'un demi-millimètre, qui s'enfonçaient dans la tumeur. Ayant pu fendre deux de ces veines dilatées, je n'ai vu à leur face interne que des orifices réguliers, par lesquels refluait le sang lorsqu'on pressait la tumeur.

V. — TUMEURS LYMPHATIQUES.

Je signalerai enfin des *tumeurs érectiles* lymphatiques; je n'en ai ja-

---

(1) Depuis la rédaction de ce travail, M. Verneuil a présenté à la Société de Biologie une tumeur du foie ressemblant à la précédente, mais un peu plus grosse et de structure très-analogue, ainsi que j'ai pu le constater sur une partie de la pièce que je dois à son extrême obligeance. Comme ce fait lui appartient, je n'en fais mention que pour montrer que celui dont je parle ne doit pas être considéré comme exceptionnel.

mais disséqué, mais j'ai vu sur un homme de 30 ans un cas de tumeur des lymphatiques du gland qui, comprimés par le prépuce pendant l'érection, formaient en se dilatant, sur le côté du frein, une tumeur demi-transparente, arrondie, bosselée, du volume d'un gros pois. Il est possible que des tumeurs de ce genre se rencontrent ailleurs. La minceur de la muqueuse qui couvre celle-ci porte à croire qu'elle pourrait se rompre durant le coït dans certaines conditions de disposition des organes sexuels femelles, ce qui pourtant n'est pas encore arrivé au sujet qui porte cette tumeur.

OBSERVATION

D'UNE FRACTURE DE L'APOPHYSE ZYGOMATIQUE

(DIRECTE)

ET DE L'ARCADE DU TROU SOUS-ORBITAIRE

(INDIRECTE)

AVEC COMPRESSION DES NERFS DENTAIRE ANTÉRIEUR ET SOUS-ORBITAIRE;
SUIVIE D'ANESTHÉSIE PARTIELLE;

lue à la Société de Biologie, dans la séance du 31 décembre 1853;

PAR M. HIFFELSHEIM.

OBS. — M... fit une chute en avant, après avoir glissé des deux pieds sur la glace, et tomba d'aplomb sur le côté gauche, face contre terre.

Le malade ressentit à l'instant une douleur assez vive, et après s'être relevé sans aucun autre accident, il rentra chez lui.

Le lendemain de la chute, voici l'état des parties :

La joue gauche est légèrement tuméfiée; au niveau de l'apophyse zygomatique existe une dépression notable, et les téguments qui la recouvrent sont ecchymosés. Les doigts appliqués en avant et en arrière de la surface contuse ne produisent qu'une très-douteuse crépitation, lorsque l'on essaye de produire un frottement. La mâchoire inférieure jouit de la liberté de ses mouvements, mais non sans provoquer quelque douleur.

Puis le malade attire l'attention sur une insensibilité de la joue et de la narine, et d'autre part une vague gêne au niveau du trou sous-orbitaire.

En examinant de plus près cette région de la face gauche, on constate avec les doigts une crépitation du pont osseux du trou sous-orbitaire.

Il n'est pas possible de constater quelle part prend l'os malaire dans ces deux fractures, dont l'une correspond à son angle postérieur, l'autre à l'antérieur. Le malade se plaint d'ailleurs de ne pas sentir la narine gauche; il lui semble moucher le nez d'un autre, quand il se mouche de ce côté.

Les dents de la moitié supérieure gauche ne transmettent aucune sensation. Il ne sent pas les aliments qui arrivent à leur contact, et ne pouvant par conséquent en faire usage, il mâche du côté opposé. La joue gauche est insensible dans un espace limité par la paupière inférieure et la commissure gauche des lèvres d'une part, le dos du nez et le milieu de la joue de l'autre. Une plume, une aiguille promenée sur cette surface, ne sont pas senties par le malade. Introduites dans la narine, il ne les perçoit pas davantage; néanmoins la narine est humide, ainsi que la muqueuse buccale correspondant aux parties insensibles. La paupière inférieure, peu sensible, n'est ni plus sèche ni plus rouge que celle du côté opposé.

En buvant, le malade sent le verre jusqu'au milieu de la lèvre; mais la sensation n'est pas brusquement interrompue au niveau de la moitié gauche; elle se perd peu à peu vers la commissure gauche des lèvres. La motilité est un peu lésée dans toute la région insensible.

Quoique l'accident remonte à deux mois, une partie des phénomènes persiste encore.

(Nous devons à l'obligeance de M. Pidoux de pouvoir livrer au complet cette observation à la publicité.)

Appréciation. — Comme on en peut juger d'après cette description, le malade en question s'était fracturé l'apophyse zygomatique par contusion et directement; ce qu'atteste au besoin l'ecchymose. Les symptômes n'offraient rien de particulier. Les auteurs ont signalé le peu de déplacement des fragments que l'on a retrouvés ici. Du reste, il ne nous est pas bien prouvé que la fracture ait été complète.

La fracture au niveau du trou sous-orbitaire était par contre-coup, probablement. D'abord, *à priori*, il est assez difficile de tomber à la fois sur l'arcade latérale et sur la partie antérieure; ensuite pas d'ecchymose; enfin le pont creusé dans le maxillaire, en ce point, doit en diminuer la résistance. Si l'ecchymose avait manqué en dehors, on eût pu admettre une chute sur le malaire, et une fracture par contre-coup de l'arcade zygomatique. La rareté des fractures au niveau du trou sous-orbitaire nous paraît incontestable; car nous n'avons découvert aucun auteur qui l'ait signalée.

Ce qui donne de l'importance à cette fracture, c'est la perturbation de sensibilité qui l'a suivie. Et, disons-le de suite, les effets produits par la compression du nerf sous-orbitaire, etc., sont aussi nets qu'un physiologiste le peut désirer. Les anastomoses vasculaires ont réparé la perturbation circulatoire, comme d'ordinaire. Mais les anastomoses des nerfs ne peuvent pas produire de semblables effets; ce qui contredit la théorie du fluide, et l'idée que l'on se fait en général du mode de transmission de l'action nerveuse.

La région anesthésiée comprenait, on le sait, des parties qui reçoivent des filets de différentes branches du trijumeau. Cependant le nerf sous-orbitaire se distribue dans chacune de ces parties, de sorte que sa lésion entraînant une perturbation dans la sensibilité, on ne voit pas trop pourquoi le nasal externe, le nasal interne, le palatin antérieur, le sphénopalatin qui s'anastomosent entre eux, n'ont point rétabli ou conservé les propriétés sensibles. Le nerf olfactif, qui ne s'anastomose avec aucun des nerfs de sensibilité, étant intact, l'olfaction était conservée. Une circonstance très-fréquente, mais absente ici, peut dans ces cas induire en erreur. Lorsque par suite de la lésion de sécrétion, la muqueuse est desséchée, l'absence de la principale condition de l'olfaction entraîne l'abolition de celle-ci. Le nerf alors est *in potentia, non in actu*. L'intégrité des filets palatins suffit-elle pour expliquer l'humidité de la narine?

L'insensibilité des dents est un fait d'autant plus important à noter qu'elle montre quel genre de vitalité existe dans ces organes, et à quelle fin. La compression du nerf dentaire antérieur, qui se rend aux incisives, canine et première molaire correspondante, en rendrait bien raison. Mais cette compression suppose la fracture de toute l'épaisseur de l'os au niveau du canal. Il y aurait à chercher si un violent ébranlement pourrait à lui seul produire la paralysie d'une branche sensitive, si enfin cet ébranlement peut paralyser les filets moteurs du facial qui s'anastomosent largement avec le nerf sous-orbitaire. Ces paralysies périphériques complexes sont bien autrement difficiles à étudier que les paralysies centrales, partant d'une hémorrhagie traumatique, comme nous avons vu, entre autres, un cas (5e, 6e, 7e paires crâniennes) chez M. Rayer, et un autre d'hémorrhagie spontanée (5e, 6e, 7e, 12e paires) chez M. Rostan : le premier plus localisé, le second accompagné d'une hémiplégie complète.

Les lésions partielles des branches du trijumeau ne sont pas très-rares; nous trouvons, signalés dans Romberg (PATH. DU SYST. NERV., texte allem.) quelques cas fort remarquables, que nous rapprocherons de notre observation, à cause de leur analogie.

OBS. I — Un homme exposé au froid fut pris de douleurs à la face gauche.

Cette joue, la fosse nasale gauche et la peau qui la couvrent, devinrent insensibles ; il en fut de même de la muqueuse buccale et des gencives de ce côté. Par moments les douleurs revenaient dans cette partie insensible. L'œil était larmoyant, la narine sèche et disposée à saigner, ainsi que la gencive correspondante. Ce côté bleuissait avec une extrême facilité sous l'influence du froid.

Puis survint une tuméfaction de l'os nasal gauche en même temps que des douleurs très-aiguës. On guérit le malade par l'iodure de potassium à l'extérieur. (Romb.)

Obs. II. —Ch. Bell vit une dame qui se plaignait d'éprouver en buvant la sensation de verre cassé. Toute la partie fournie par le nerf mentonnier était insensible. Bell, en remontant avec le doigt la branche verticale de la mâchoire, découvrit une tumeur comprimant le nerf maxillaire inférieur à son entrée dans le conduit.

Obs. III. — Le même Bell mentionne aussi un cas d'insensibilité de la lèvre inférieure après l'extraction d'une molaire inférieure, du côté correspondant. La malade, en buvant, éprouvait la sensation du verre cassé. L'auteur présume que le nerf dentaire avait été lésé au niveau de cette dent, et de là résulta l'insensibilité du nerf mentonnier.

Dans les lésions de la sensibilité de la narine, l'olfaction n'était jamais complétement abolie, les parties supérieures étant restées humides sans doute.

La rougeur des conjonctives et des muqueuses en général, leur sécheresse, leur tendance à saigner, à s'ulcérer, tels sont les caractères que l'on a généralement signalés dans les cas de lésion de la 5e paire. C'est là aussi ce que l'on observe après sa section. (Magendie.)

Cependant rien de tout cela ici, ni la sensation nette du verre cassé : *anesthésie pure et simple.* On voudra remarquer avec nous que le premier cas est douteux, quant à la cause de l'anesthésie. Ce doute réserve néanmoins l'influence incontestable du froid, qui produit l'hypéresthésie, l'anesthésie, et surtout les paralysies de la 7e paire. Or ce que le froid peut faire, pourquoi un ébranlement ne le ferait-il pas ? Cette réflexion nous est suggérée aussi par la seconde observation de Bell. Nous nous proposons de rechercher expérimentalement la solution des différentes questions que nous ~~nous~~ sommes posées, et nous en entretiendrons la Société.

Paris. — Imprimé par E. Thunot et Ce, rue Racine, 26, près de l'Odéon.

www.ingramcontent.com/pod-product-compliance
Ingram Content Group UK Ltd.
Pitfield, Milton Keynes, MK11 3LW, UK
UKHW022213190726
13855UKWH00004B/1732

9 782013 473354